Subhasis Banerjee
Bipul Ranjan Mishra

Uma ilustração científica sobre as Bases de Schiff

Subhasis Banerjee
Bipul Ranjan Mishra

Uma ilustração científica sobre as Bases de Schiff

ScienciaScripts

Imprint

Any brand names and product names mentioned in this book are subject to trademark, brand or patent protection and are trademarks or registered trademarks of their respective holders. The use of brand names, product names, common names, trade names, product descriptions etc. even without a particular marking in this work is in no way to be construed to mean that such names may be regarded as unrestricted in respect of trademark and brand protection legislation and could thus be used by anyone.

Cover image: www.ingimage.com

This book is a translation from the original published under ISBN 978-620-2-01681-0.

Publisher:
Sciencia Scripts
is a trademark of
Dodo Books Indian Ocean Ltd. and OmniScriptum S.R.L publishing group

120 High Road, East Finchley, London, N2 9ED, United Kingdom
Str. Armeneasca 28/1, office 1, Chisinau MD-2012, Republic of Moldova, Europe
Printed at: see last page
ISBN: 978-620-7-62490-4

ÍNDICE

Resumo

A azometina ou as bases de Schiff têm feito parte de muitos candidatos clinicamente viáveis. Sendo um fragmento químico importante de várias estruturas moleculares, confere hidrofilicidade, além de servir como ligante para colocar grupos farmacofóricos importantes nos seus respectivos espaços tridimensionais. As bases de Schiff, derivadas de vários heterociclos, foram descritas como possuindo actividades citotóxicas, anticonvulsivas, antiproliferativas, anticancerígenas e antifúngicas. Hoje em dia, as bases de Schiff estão a ser fundidas com aminoácidos, sendo frequentemente introduzidas em muitos complexos químicos, pelo que podem ser projectadas em muitas doenças complexas. O estudo das relações estrutura-atividade (SAR) de muitas bases de Schiff foi abordado na discussão que se segue, de tal forma que atrairá definitivamente os químicos medicinais para iniciarem um novo projeto de química medicinal tendo em conta este fragmento molecular amplamente aceite.

Capítulo 1. Introdução

Os compostos com a estrutura HC=N (grupo azometina) são conhecidos como bases de Schiff, que são normalmente sintetizados a partir da condensação de aminas primárias e grupos carbonilo activos. As bases de Schiff constituem uma classe importante de compostos orgânicos com uma grande variedade de propriedades biológicas [1-3]. O desenvolvimento de uma nova base de Schiff quimioterapêutica está agora a atrair a atenção dos químicos medicinais. Muitos estudos relataram as actividades biológicas das bases de Schiff, incluindo as suas actividades anticancerígenas [4], antibacterianas [5], antifúngicas e herbicidas. As bases de Schiff, derivadas de vários heterociclos, foram descritas como possuindo actividades citotóxicas [6], anticonvulsivantes [7], antiproliferativas [8], anticancerígenas e antifúngicas. Várias bases de Schiff [9, 10] foram testadas para actividades antibacterianas [11-14], antifúngicas [13-14] e anticancerígenas [15, 16].

Capítulo 2. Bases de Schiff e sua importância

Sridhar *et al* [17] relataram a síntese e a atividade antibacteriana de uma série de bases de Schiff e hidrazonas de isatinas substituídas. A 1-difenilaminometil-3-(4-bromofenilamino)-1,3-dihidroindol-3-ona (1) e a 3-(4-bromofenilimino)-5- nitro-1,3-dihidroindol-3-ona (2) foram consideradas as mais activas.

Al-Abed *et al* [18] propuseram o mecanismo de inibição da importação nuclear do VIH-1 através da formação de uma base de Schiff com o composto arileno bis (metilcetona). O composto ITI-0599 (4) foi o único composto que demonstrou uma atividade anti-HIV significativa. Verificou-se também que o seu efeito é muito mais fraco do que o do protótipo ITI-H0294 (3). A interação postulada do ITI-H0294 com a sequência de localização nuclear (NLS) do antigénio de manutenção do VIH-1 é a seguinte.

Panneerselvam *et al* [19] relataram a síntese e a atividade antimicrobiana de uma nova série de bases de Schiff de 4-(4-aminofenil)morfolina. A atividade antimicrobiana mais potente foi demonstrada pela 4-(4-(4-hidroxibenzilidenoimino)fenil)-morfolina (5).

(5)

Patole *et al* [20] sintetizaram conjugados de base de Schiff do ácido p-aminosalicílico (6) e avaliaram-nos contra *Mycobacterium smegmatis* e *Mycobacterium bovis* BCG. Foram observadas actividades antimicobacterianas melhoradas para alguns compostos 6(a-f) em estudo.

R
a. 2-Hydroxyphenyl
b. 2,3-Dihydroxyphenyl
c. 2,3,4-Trihydroxyphenyl
d. 2,Hydroxy-4-methoxyphenyl
e. 2-Hydroxynaphthyl
f. 2-Pyridyl

(6)

Postulam que a maior atividade pode dever-se a valores mais elevados de ClogP e a actividades de eliminação de super radicais.

Foi sintetizada uma série de bases de Schiff derivadas do 5-clorossalicilaldeído e, subsequentemente, o seu rastreio antibacteriano e antifúngico foi relatado por Shi *et al* [21]. Entre os compostos testados, (E)-4-cloro-2-((4-fluorobenzilimino)-metil) (7) mostrou a atividade antimicrobiana mais favorável com CIMs de 45,2, 1,6, 2,8, 3,4 e 47,5 µg/ml

(7)

contra *B. subtilis, E. coli, P. fluorescence, S. aureus* e *A. niger*, respetivamente.

Bayrak *et al* [22] descreveram a síntese de algumas novas bases de Schiff ligadas a 1,2,4-triazóis (8) e avaliaram a sua potência antimicrobiana contra várias estirpes patogénicas.

R

a.   *p*-Methoxyphenyl
b.   *p*-Fluorophenyl
c.   *o*-Hydroxyphenyl
d.   *o, o'*-Dichlorophenyl

(8)

Os compostos (8) mostraram uma boa atividade contra as estirpes testadas, *Escherichia coli, Pseudomonas aeruginosa, Staphylococcus aureus, Bacillus cereus, Candida tropicalis.*

Hearn *et al* [23] desenvolveram bases de Schiff da isoniazida (9), particularmente para os pacientes cronicamente subdosados na terapia convencional com INH. Modificação estrutural da linha da frente

	R_1	R_2
a.	H	$2\text{-}(OCH_2C_6H_5)C_6H_4$
b.	H	C_6H_5
c.	H	$C(iC_3H_7)\text{=}CHCH_2CH(CH_3)_2$
d.	R_1R_2	$CCH_2CH(CH_3)CH_2C(CH_3)_2CH_2$
e.	R_1R_2	$C(CH_2CH_2)CH_2$

(9)

antituberculoso leva ao desenvolvimento de altamente eficaz contra *Mycobacterium tuberculosis* e em macrófagos infectados com tuberculose.

Cheng *et al* [24] relataram a síntese de bases peptídicas e de Schiff (PSB) e avaliaram as suas actividades inibitórias *in vitro* contra estirpes bacterianas Gram negativas e Gram positivas. Os resultados demonstram que o composto N-(3-(5-bromo-2-hidroxibenzilidenoamino) propil)-2-hidroxibenzamida (10) pode ser um potencial

(10)

agente antibiótico que apresenta valores de concentração inibitória mínima na gama de 0,39-3,13 µg/ml contra várias estirpes bacterianas patogénicas.

Abdel-Aal et *al* [25] relataram a síntese e a avaliação anti-TB de bases de Schiff individuais de uma pequena biblioteca combinatória. Os compostos (11) e (12) produziram 99% de atividade inibitória sobre os organismos investigados.

(11)   **(12)**

A síntese, as actividades antibacterianas e antifúngicas de algumas novas bases de Schiff com anel tiazol 2,4-dissubstituído foram documentadas por Bharti *et al* [26]. Entre os compostos testados, os compostos mais eficazes com valor de CIM na gama de 6,25-25 µg/ml são

	R	**R₁**	**R₂**
a.	H	C_6H_5	OCH_3
b.	H	C_6H_5	Br
c.	C_6H_5	$C_6H_5CH(CH_3)OH$	Br
d.	-	-	OCH_3
e.	-	-	Br
f.	-	-	OCH_3
g.	-	-	Br

(13)

(13) contra três estirpes de fungos, nomeadamente *Candida albicans, Cryptococcus neoformans* e *Aspergillus flavus*.

Aboul-Fadl *et al* [27] desenvolveram a síntese e a atividade anti-TB de bases de Schiff de derivados de isatina e carbohidrazida do ácido nalidíxico. A atividade anti-TB do derivado sintetizado foi investigada contra quatro estirpes de Mycobacterium, *M. intercellulari, M. xenopi, M. cheleneo, M. smegmatis*. Entre os compostos sintetizados, o composto (14) revelou uma potente atividade anti-TB

(14)

atividade com MIC 0,625 µg/ml, que é 20 vezes superior ao medicamento de referência isoniazida, INH (MIC-12,5µg/ml).

Ceruso *et al* [28] criaram uma série de novas bases de Schiff derivadas da sulfonamida, 3-fluorosulfanilamida, contendo uma cauda hidrofóbica ou hidrofílica, que foram investigadas como inibidores das anidrases *3β-carbónicas* (CA, EC 4.2.1.1) de três microrganismos diferentes, *Cryptococcus neoformans, Brucella suis* e *Leishmania donovani chagas*.

$$SO_2NH_2$$

(15)

O composto (15) foi considerado o de melhor desempenho, demonstrando ser um inibidor de CAII humano de baixa potência ($K_1 >10\mu M$) e um inibidor eficiente de β-CAs fúngicos e bacterianos com rácios de seletividade consequentemente elevados de cerca de 2 ordens de grandeza para a inibição de todos os β-CAs em relação ao hCA II.

Sridhar *et al* [29] relataram a atividade anticonvulsiva a 30, 100 e 300 mg/kg de alguns compostos de base de Schiff avaliados pelos métodos de choque elétrico (MES) e MET.

(16)

O composto (16) foi considerado o mais potente, com 87% de proteção a 100mg/kg e uma DE_{50} de 53,61 mg/kg (MET).

Duas séries de novas bases de Schiff de diaminotetradenato assimétricas foram sintetizadas por Boghaei *et al* [30] e estes complexos são utilizados como catalisadores para a oxidação aeróbica selectiva do ciclohexeno.

(17)

O complexo de oxovanédio (IV) acima referido (17) tem um rendimento de 93% e a seletividade do produto catalisado para a oxidação aeróbia é boa.

Vicini *et al* [31] relataram a síntese e a inibição do crescimento de linhas celulares de leucemia juntamente com um composto que mostra atividade antiproliferativa para bases de Schiff de benzo[d] isotiazóis.

(18)

O composto (18) foi ativo contra células de melanoma cutâneo e de adenocarcinoma da mama.

Foram concebidas, sintetizadas e identificadas várias novas bases de Schiff de tiazolina/tiazolinil/benzo-tiazolina que, segundo Geronikaki *et al* [32], actuam como inibidores da lipoxigenase que afectam a inflamação e/ou a psoríase.

(19)

A inibição mais elevada do seguinte composto (19) foi de 75%.

Guo *et al* [33] prepararam e comunicaram a atividade antioxidante das bases de Schiff (20) de chiotosan e carboximetilquitosan (CMCTS) e a atividade antioxidante foi estudada utilizando um

(20)

sistema estabelecido, como a eliminação de radicais superóxido e hidroxilo.

A síntese e a estrutura cristalina de alguns complexos de metais de transição com um novo ligando de base de Schiff e as suas actividades antitumorais foram relatadas por Zhong *et al* [34]

(21)

O complexo Cu(II) (21) tem uma atividade antitumoral inovadora.

As bases de Schiff derivadas da condensação do 2-hidroxi-naftaldeído com diaminas funcionalizadas mostraram boas actividades anti-inflamatórias, analgésicas e de inibição da quinase (CDK-1, CDK-5, GSK-3), tal como referido por Sondhi *ei al* [35].

11

(22)

O composto (22) mostrou uma atividade anti-inflamatória de 35,8% a 50 mg/kg de potência.

Os análogos de segunda geração da carnosina com a fração histidil-hidrazida foram sintetizados e testados quanto à sua capacidade de reverter o processo de glicação no modelo de base de Schiff glucose-etil amina por Guiotto ei *al* [36].

(23)

O composto acima referido (H-Leu-His-NHNH$_2$) (23) foi considerado o mais ativo. O que, em combinação com um grupo N$^\alpha$ -amino livre, concorre para a rutura do aduto de base de Schiff G-E como modelo de glicação proteica.

Pela primeira vez, Sashidhar *et al* [37] sintetizaram bases de Schiff a partir de dicarbaldeído de benzocumarina e avaliaram-nas *in vitro* quanto à sua atividade antioxidante e in vivo quanto à sua atividade antidislipidémica.

(24)

De toda a série, o composto (24) apresentou uma atividade significativa de redução dos lípidos e atividade antioxidante.

Khan et *al* [38] sintetizaram e avaliaram a atividade antiglicante in *vitro* de algumas bases de bis-Schiff. O seu estudo identificou uma série de moléculas potenciais como agentes antiglicação,

R
a. 2-nitro phenyl
b. 4-nitro phenyl
c. 3,4-dihydroxy phenyl

(25)

entre os quais o composto (25 a) apresentou a maior atividade.

You *et al* [39] demonstraram que os complexos de metais de transição de base de Schiff podem ser potenciais inibidores da xanteno oxidase (XO).

$$[Cd(C_{12}H_{16}N_2)(\mu\text{-}NCS)_2]$$

(26)

O complexo de cádmio(II) (26) teve a atividade inibidora mais potente com um valor

IC_{50} de 2,16 µM.

As bases de Schiff preparadas por Hearn *et al* [40] a partir da modificação estrutural da hidrazida do ácido isonicotínico (INH), um antituberculoso de primeira linha, mostraram níveis elevados de atividade contra a *Mycobacterium tuberculosis in vitro* e em macrófagos infectados com tuberculose.

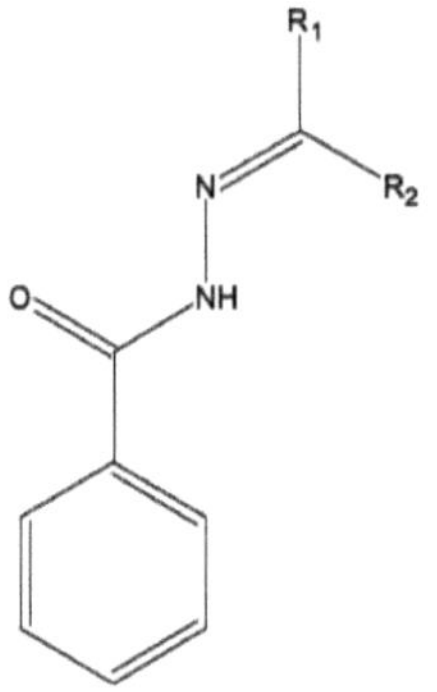

	R_1	R_2
a.	H	$2,6\text{-}Cl_2\ C_6H_5$
b.	CH_3	C_6H_5
c.	H	$t\text{-}CH=CHCH_3$
d.	H	$t\text{-}CH=CHCH_2CH_3$
e.	H	$t\text{-}CH=CH(CH_2)_3CH_3$

(27)

O composto (27a) apresentou a CIM mais elevada, que foi apenas inferior a 6,25µg/ml.

Cheng *et al* [41] sintetizaram uma série de bases peptídicas e de Schiff através da reação de ácido salicílico, diaminas primárias com salisaldeído ou seus derivados e as suas actividades inibitórias contra a proteína transportadora *β-cetoacil-acil* sintetase III de *Escherichia Coli* foram investigadas e

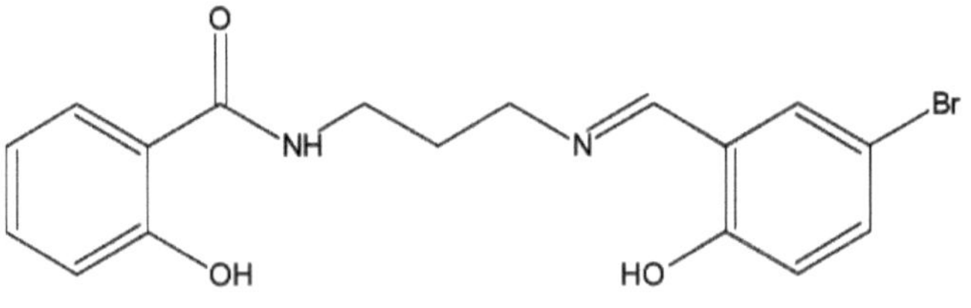

(28)

foram efectuadas simulações de docagem molecular. Os resultados demonstraram que o composto (28) pode atuar como um potencial antibiótico, apresentando uma concentração inibitória mínima na gama de 0,39-3,13 g/ml contra várias estirpes bacterianas.

As bases de Schiff da cromona 3-formil foram sintetizadas e a sua atividade inibidora da timidina fosforilase foi avaliada por Khan *et al* [42].

(29)

A atividade dos compostos (29) foi significativa.

A síntese e a avaliação da atividade antituberculosa de compostos individuais da biblioteca combinatória de bases de Schiff foram efectuadas por Abdel-Aal *et al* [43] contra a Mycobacterium tuberculosis

(30)

(31)

a uma concentração de 6,25 µg/ml, entre os quais os dois compostos seguintes (30) e (31) produziram 99% de atividade inibitória.

Aboul-Fadl et al [44] sintetizaram e relataram a atividade antituberculosa de bases de Schiff de derivados de indole-2,3-diona (isatina) juntamente com a construção do seu modelo farmacofórico.

(32)

O composto (32) revelou uma atividade anti-TB 20 vezes superior à do medicamento de referência isoniazida (INH).

Uma série de novos ligandos de base de Schiff monooxalina foi sintetizada com sucesso por Qi *et al* [45].

(33)

O complexo de Cu (II) com o composto acima referido apresentou excelentes actividades catalíticas, até 83%, para a α-cloração assimétrica de β-cetoésteres.

Lyaguchi et al [46] conceberam e apresentaram novos inibidores da tripsina com quelatos metálicos de base de Schiff.

(34)

As análises de raios X revelaram que a interação do inibidor de iões metálicos (34) com o resíduo do sítio ativo da tripsina desempenha um papel crucial na afinidade de ligação à porção de tripsina.

A síntese e as actividades antioxidantes de novos derivados de 7-benziloxi-cumarina de base 4-Schiff foram relatadas por Zhang *et al* [47].

	R_1	R_2
a.	$OCH_2C_6H_5$	NH_2
b.	$OCH_2C_6H_5$	$o\text{-}OH\text{-}C_6H_4$

(35)

Verificou-se que os dois compostos acima referidos (35) tinham actividades de limpeza mais fortes.

Li et al [48] avaliaram as capacidades antioxidantes das bases de Schiff ferrocenil para proteger o ADN contra os danos causados pela oxidação. A introdução do grupo ferrocenilo na base de Schiff (36) aumentou a eficácia antioxidante de forma mais notável do que

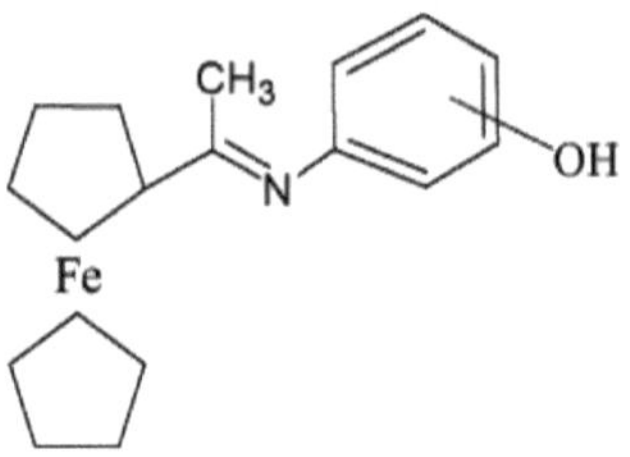

(36)

bases de Schiff relacionadas com o benzeno.

Uma série de novos derivados da base de Schiff foi sintetizada e investigada por Aslam [49] como potenciais novos inibidores da urease de Jack Bean. Juntamente com isso, foram realizados estudos de acoplamento em ambas as enzimas da urease de Jack Bean e da urease de *H. Pyroli* e observou-se que ambas partilham o mesmo modo de ligação.

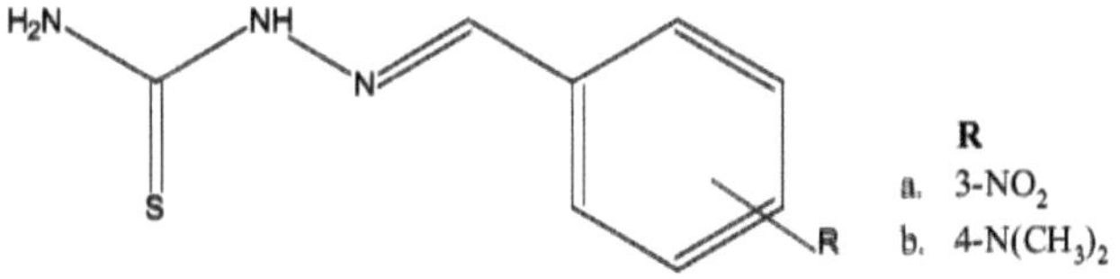

R
a. $3-NO_2$
b. $4-N(CH_3)_2$

(37)

Os dois compostos acima referidos (37) foram os mais potentes, com valores de K_i de 0,09 e 0,122 µM, respetivamente.

Alam *et al* [50] sintetizaram análogos de base de Schiff de 4-amino antipirina através da reação de condensação com benzaldeídos substituídos e depois avaliaram as suas actividades antioxidante e anti-inflamatória. O composto acima (38) mostrou

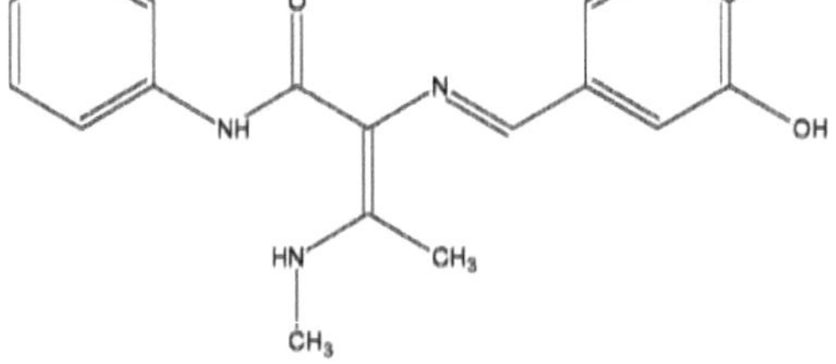

(38)

18

actividades antioxidantes e anti-inflamatórias promissoras.

Um grupo de bases de Schiff de indol substituídas em N-1 e C-3 foi sintetizado e avaliado biologicamente como inibidores da COX-2 por Kaur *et al* [51].

(39)   **(40)**

Verificou-se que o composto (39) é um inibidor seletivo da COX-2, em contraste com o medicamento de referência indometacina (40).

Beena et al [52] sintetizaram bases de Schiff de 2-iso-propil-5-metil-fenol (timol), 2-tert-butil-5-metil-fenol e 5-iso-propil-2-mrtil-fenol (carvacol) e assinalaram que as bases sintetizadas.

R= *i*-propyl, *t*-butyl, methyl

R₁= *i*-propyl, methyl

R₂ R₂= 2-pyridyl, 3,4-dimethoxy, 2,3-methylenedioxy

(41)

Os compostos (41) com as variações acima referidas apresentaram uma atividade antioxidante muito melhor do que o timol e o carvacol no ensaio DPPH.

As bases de Schiff derivadas do Secnidazole foram concebidas, sintetizadas e testadas quanto à atividade antibacteriana contra *Escherichia coli, Pseudomonas aeruginosa, Bacillus Subtilis, Staphylococcus aureus* por Li *et al* [53].

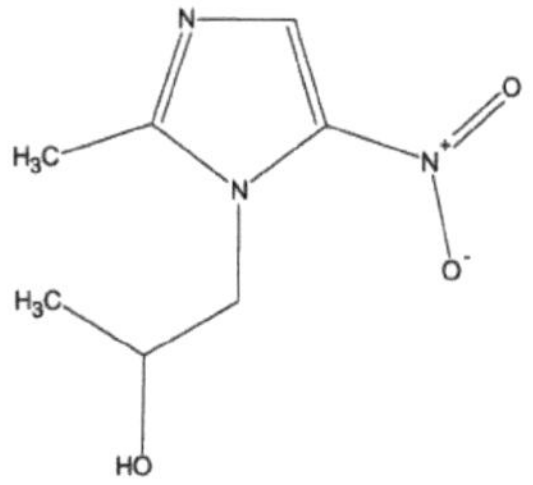

(42) 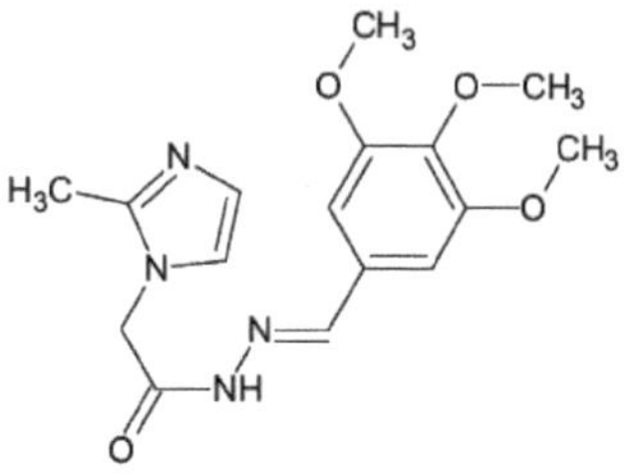   (43)

O ensaio inibitório dos compostos e a simulação de acoplamento indicaram que o composto (43) com CIM de 3,13-6,25 µg/ml contra as estirpes bacterianas testadas era um inibidor potente de *Escherichia Coli* FabH.

Makawana *et al* [54] sintetizaram um novo derivado de base de Schiff com núcleos de nitroimidazol e quinolona e testaram-no como anticancerígeno e inibidor do EGFR.

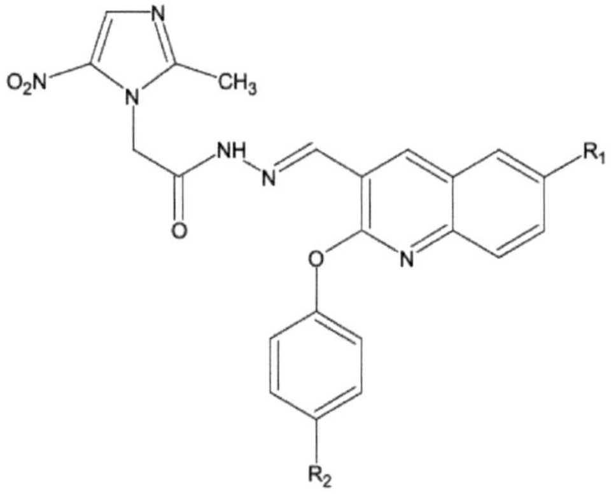

	R_1	R_2
a.	CH_3	OCH_3
b.	H	F

(44)

Os dois compostos acima referidos (44) apresentaram a inibição mais eficaz.

Uma série de moléculas híbridas nobres contendo 1,3,4-oxadiazol e 1,3,4-tiadiazol com uma porção de base de Schiff foi concebida, sintetizada e avaliada por Zhang *et al* [55] relativamente às suas actividades antitumorais *in vitro* contra linhas de células tumorais.

R= H, 4-OCH$_3$, 4-Cl, 4-NO$_2$

(45)

O composto (45) com as variações acima referidas apresentou actividades antitumorais e anti-proliferativas altamente eficazes.

Domotor et *al* [56] relataram a interação de derivados de cumarina de base de Schiff reduzida anticancerígenos com albumina de soro humano investigada por extinção de fluorescência e modelização molecular.

	R$_1$	R$_2$
a.	H	H
b.	Cl	Cl
c.	Br	Br
d.	I	I
e.	H	NO$_2$

(46)

Os compostos (46) mostraram uma interação promissora.

Hong et *al* [57] efectuaram a síntese, a citotoxicidade *in vitro* e a interação ADN-BSA para complexos de organoestanho (IV) derivados da base de Schiff N'-[(1E)- (2-hidroxi-3-metoxifenil)metilideno] piridina-4-carbohidrazona.

(47)

Verificou-se que o composto (47) apresenta a maior citotoxicidade.

Gupta et *al* [58] relataram bases de Schiff derivadas de 2, 4-dihidroxibenzaldeído/5-cloro-2,4-dihidroxibenzaldeído e efectuaram estudos de acoplamento molecular juntamente com a avaliação biológica como inibidores da proteína de choque térmico 90 (Hsp90).

	R_1	R_2	R_3
a.	H	H	Cl
b.	H	H	COCH$_3$
c.	H	H	H
d.	H	H	OH
e.	H	H	COOH
f.	Cl	Cl	H

(48)

Os derivados do composto (48) foram considerados para a avaliação biológica.

Uma série de triazóis de base de Schiff foi sintetizada e avaliada por Khan *et al* [59] relativamente às suas actividades inibidoras da nucleótido pirofosfatase/fodiesterase-1, entre as quais os três compostos seguintes (49)-(51) foram identificados como potentes

(49)

(50)

(51)

com actividades superiores às do EDTA padrão.

Unver *et al* [60] relataram e caracterizaram bases de Schiff de tiofina-1,2,4-triazol-5(3)-onas e testaram as suas actividades anti-oxidantes e anti-microbianas contra *Staphylococcus aureus, Bacillus cereus* e *Mycobacterium smegmatis*.

R
a. phenyl
b. *p*-methoxyphenyl
c. thiofene
d. furan
e. pyridine

(52)

Os derivados do composto (52) apresentaram actividades antimicrobianas contra várias forças testadas.

Alafeefy *et al* [61] sintetizaram uma série de novas bases de Schiff como isósteres de fenamato para localizar um agente analgésico e anti-inflamatório com um potencial ulcerogénico mínimo.

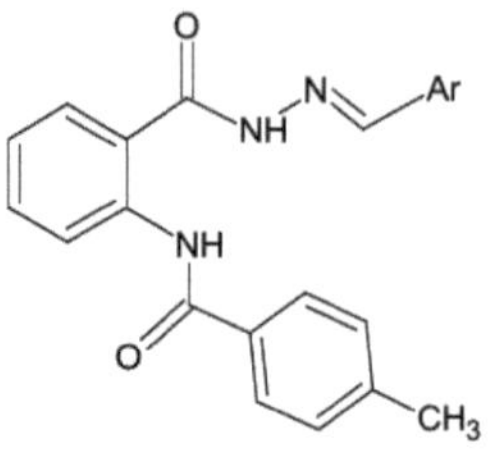

Ar
a. 2,4,5-trimethoxyphenyl
b. 3,4,5-trimethoxyphenyl

(53)

No entanto, os compostos (53) podem ser considerados as moléculas anti-inflamatórias e analgésicas mais potentes com uma redução máxima da ulceração gastrointestinal sem necrose dos hepatócitos ou degeneração hepática.

Rakesh et al [62] sintetizaram e caracterizaram bases de Schiff de derivados de quinazolinona (54) como novos agentes anti-oxidantes e anti-inflamatórios.

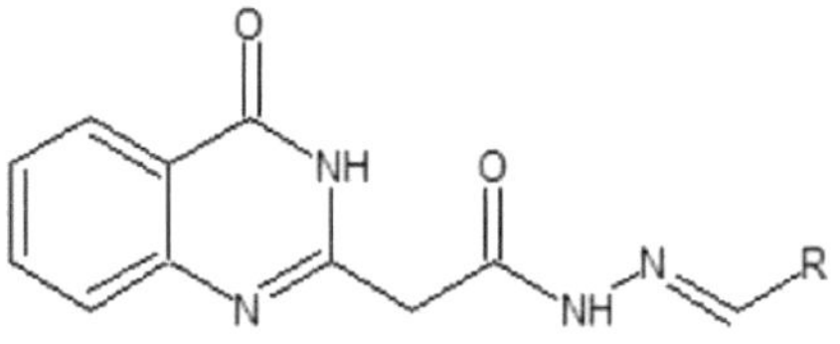

	n	R
a.	2	p-Cl-C$_6$H$_4$
b.	3	p-Cl-C$_6$H$_4$
c.	2	p-NO$_2$-C$_6$H$_4$
d.	3	p-NO$_2$-C$_6$H$_4$

(54)

Os compostos (54) apresentaram excelentes actividades anti-inflamatórias.

As bases de Schiff (55) foram obtidas por reação da 4-(2-aminoetil)benzenossulfonamida com aldeídos aromáticos que mostraram actividades inibitórias eficazes contra as isoenzimas da anidrase carbónica (CA), tal como referido por Durgun *et al* [63].

Ar
a. *o*-Hydroxyphenyl
b. 3,5-Dibromo-2-hydroxyphenyl
c. Phenyl
d. 2-Hydroxy-3-methylphenyl
e. *p*-Anisyl
f. 4-Bromo-2-Hydroxyphenyl
g. *p*-Tolyl
h. 4-Chloro-2-hydroxyphenyl
i. *p*-Benzyloxyphenyl
j. 3,5-Dichloro-2-hydroxyphenyl
k. *p*-Dimethylaminophenyl

(55)

Os compostos recentemente sintetizados (55) mostraram actividades inibitórias eficazes contra estas isozimas CA.

Rahim *et al* [64] propuseram a síntese de uma série de 20 bases de Schiff baseadas em isatina (56), caracterizaram-nas e avaliaram-nas quanto ao potencial inibidor da *α-glucosidase*.

	R_1	R_2	R_3	R_4
a.	*o*-Chlorobenzyl	H	H	propyl
b.	*p*-Tolyl	Cl	H	H
c.	3,4-Dichlorobenzyl	H	Br	H
d.	2,4-Dichlorobenzyl	H	Br	H
e.	*o*-Hydroxyphenyl	H	Br	H
f.	$H_3C(CH_2)_{10}$	H	H	H

(56)

Destes vinte compostos, apenas seis análogos (56a-f) apresentaram um excelente potencial inibitório, muitas vezes superior ao da acarbose padrão.

Zheng *et al* [65] relataram a síntese de uma série de complexos de prata (I) de bases de Schiff de aminoácidos de 2,4-dihidroxibenzaldeído e a sua subsequente eficácia na inibição da *α-glucosidase*, a hiperatividade desta enzima conduz frequentemente à diabetes mellitus, ao cancro e ao VIH.

(57)

Os compostos 57(a e b) exibiram um valor de IC$_{50}$ inferior a 0,01 µmol L^{-1} .

Uma série de compostos hidrofílicos de base de Schiff com cinamaldeído (58) foi registada por Wang et al [66]. Os compostos assim sintetizados foram posteriormente avaliados quanto à sua atividade antimicrobiana (antibacteriana e antifúngica). Os compostos seguintes, juntamente com os seus substituintes, mostraram uma atividade notável.

(58)

O estudo SAR desenvolvido a partir da sua investigação revela que os compostos com anel benzénico substituído possuíam potencial para uma boa bioatividade; o grupo retirador de electrões (-*p-Cl*) contribuiu de forma notável para a atividade antifúngica.

Do mesmo modo, o número de -COOK dos sais de aminoácidos teve uma influência positiva na bioatividade dos novos compostos.

Ahmed *et al* [67] relataram o estudo de bases de Schiff de sulfonamidas de benzeno com estrutura de curcumina (67).

(59)

Todos os compostos sintetizados foram testados quanto à atividade anti-inflamatória e antinociceptiva e testados contra um painel de doze microrganismos pertencentes aos tipos Gram +ve, Gram -ve e fungos. O composto 59a apresentou as actividades anti-inflamatórias e antinociceptivas mais elevadas em comparação com os agentes anti-inflamatórios não esteróides padrão (AINE). O composto 59b foi o principal responsável pela inibição de fungos. É importante notar que também foi observado que a combinação de ciprofloxacina com o composto 59a inibe o crescimento de *Staphylococcus aureus* resistente à meticilina (MRSA), que foi 8 vezes mais potente do que a própria ciprofloxacina.

Rakesh *et al* [68] sintetizaram potentes inibidores da H /K^{++} -ATPase de análogos da base de Schiff da quinazolinona (60) e, subsequentemente, desenvolveram um estudo SAR sobre os mesmos.

(60)

Compound (60)	n	R^1	R^2	R^3	R^4	R^5
a	2	H	H	OH	H	H
b	3	H	H	OH	H	H
c	2	H	H	OCH$_3$	H	H
d	3	H	H	OCH$_3$	H	H
e	2	H	OCH$_3$	OH	H	H
f	3	H	OCH$_3$	OH	H	H
g	2	H	OH	OH	OCH$_3$	H
h	3	H	OH	OH	OCH$_3$	H
i	2	H	OCH$_3$	OCH$_3$	OCH$_3$	H
j	3	H	OCH$_3$	OCH$_3$	OCH$_3$	H
k	2	H	OH	OH	OH	H
l	3	H	OH	OH	OH	H

O estudo SAR revela que, em particular, os derivados de hidroxilo e metoxi foram os compostos mais activos, possuindo um aumento significativo para diferentes substituintes no anel de benzeno, contribuindo assim positivamente para a inibição da H$/$K^{++}-ATPase gástrica.

Foi interessante observar que os compostos com uma fração doadora de electrões foram considerados excelentes em termos de atividade, como no caso dos compostos 60(a-l), enquanto que para os grupos retiradores de electrões todos se revelaram menos activos.

Para descobrir agentes multifuncionais para o tratamento da doença de Alzheimer, Rahim *et al* [69] criaram uma série de bases de Schiff à base de hidrazida (61) e avaliaram *in vitro* a inibição da acetilcolinesterase e da butirilcolinesterase.

(61)

Entre a série, os compostos 61(a-c) com valores de IC_{50} 4,12±0,01, 8,12±0,01, 8,41±0,06 µM, respetivamente, mostraram uma inibição potente da acetilcolinesterase quando comparados com a serina (IC_{50} = 0,85±0,0001 µM). Três compostos 61 (b-d) com valores de IC_{50} 37,82±0,14, 9,22±0,07, 6,51±0,01 µM, respetivamente, mostraram uma inibição potente da butirilcolinesterase em comparação com a eserina (IC_{50} = 0,04±0,0001 µM).

Os estudos da relação estrutura-atividade sugerem que as actividades inibidoras da enzima desta classe de compostos dependem principalmente do padrão de substituição no anel fenílico.

As bases de Schiff derivadas da 2, 3-di-hidro quinazolina-4(1H)-ona e a sua avaliação citotóxica e antimicrobiana foram relatadas por Venkatesh *et al* [70]. Composto (62)

(62)

foi mais ativo contra a *Salmonella paratyphi, o Vibrio cholera* e o *Staphylococcus aureus* do que o medicamento de referência ciprofloxacina, apresentando assim um amplo espetro de atividade contra as bactérias Gram +ve e Gram -ve. A avaliação citotóxica foi efectuada na linha celular do colo do útero humano (HeLa) através do ensaio MTT, mas a citotoxicidade não foi muito pronunciada no caso do composto 62.

Mishra *et al* [71] investigaram alguns complexos novos de bases de Schiff de Ce(III) do tipo [Ce(III)(Ln)$_2$(NO$_3$)$_2$]NO$_3$.XH$_2$O. [em que Ln = Ligando] 2-(2,3-dihidro-1H-indolo[2,3-b] fenazin-4(5H)ylidene)hidrazina carbotiamida (L^1) (63), 3-(etoximetileno)-2,3-dihidro-1H-indolo[2,3-b]fenazina-4(5H)-ilideno) hidrazina-carbotiamida (L^2) (64), (Z)-3-benzilideno-2,3-di-hidro-1H-indolo[2,3- b]fenazina-4(5H)-ilideno)hidrazina-carbotiamida (L^3) (65).

Os complexos foram avaliados quanto ao seu potencial antioxidante e antimicrobiano. Observou-se que os complexos são mais potentes do que os ligandos como agentes antimicrobianos e antioxidantes. Supõe-se também que a interpretação do efeito antimicrobiano se deve ao anel heterocíclico incluído na estrutura molecular dos complexos metálicos. Estes andaimes estruturais podem interferir no mecanismo de multiplicação celular e, por conseguinte, impedir o crescimento do fungo. Para o efeito antibacteriano,

estes complexos metálicos perturbam igualmente o processo de respiração da célula, bloqueando assim a síntese de proteínas.

Kirubavathy *et al* [72] relataram a síntese e as actividades biológicas (antimicrobiana, anticancerígena e antituberculosa) de duas novas bases de Schiff de mercaptopirimidina (66, 67).

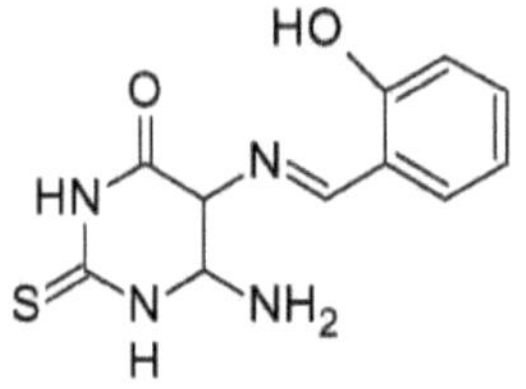

(66) 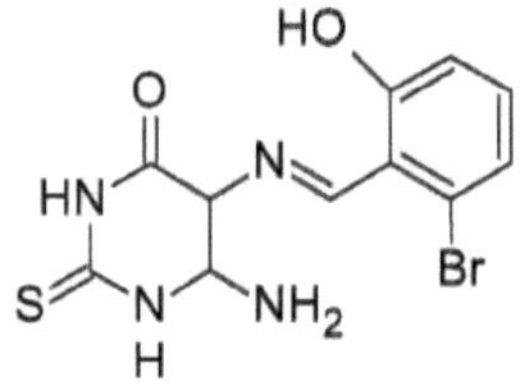 **(67)**

Os compostos sintetizados foram caracterizados através de análise elementar, difração de raios X em monocristal e espetroscopia de RMN de^1 H.

As concentrações inibitórias mínimas dos compostos (66) e (67) contra *Thiobacillus thidurance, Escherichia coli* e *Candida albicans* são 500, 125 e 250 µg/ml e 250, 125 e 250 µg/ml, respetivamente, o que é moderado a bom em comparação com os antibióticos padrão, cloranfenicol, gentamicina e nistatina.

Estes compostos foram avaliados quanto à sua atividade anticancerígena *in vitro* contra a linha de cancro da mama humano (MCF-7). Ambos os compostos analisados exibiram maior atividade anticancerígena em comparação com a doxorrubicina (IC_{50} = 30,4 µM). O IC_{50} dos compostos variou de 22,12 a 29,22 µM.

O resultado antituberculoso não foi muito prometedor para ambos os compostos em investigação.

Arafath *et al* [73] sintetizaram um ligando de base de Schiff tridentado NSO de carbotiamida (HL) (68) e os seus complexos quadrados planares Na[NiLOAc] (69), [PdLOAc] (70), [PtLdmso] (71) e avaliaram subsequentemente as suas propriedades anticancerígenas contra 3 linhas celulares de cancro humano: cancro da mama (MCF-7), cervical (Hela) e do cólon (HCT-116). Foi também utilizada uma linha de células humanas normais (linha de células endoteliais humanas EA.hy926) para testar a citotoxicidade dos compostos sintetizados.

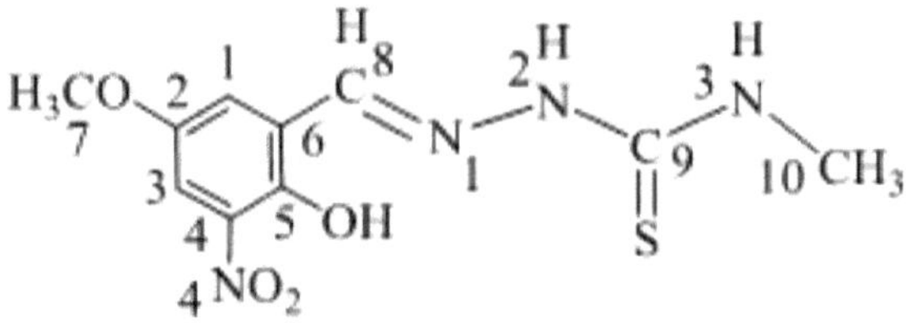

HL **(68)**

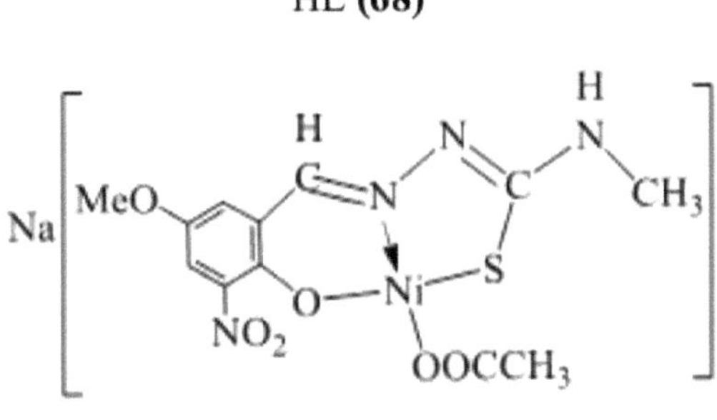

[NiLOAc] **(69)**

[PdLOAc] **(70)**

[PtLdmso] **(71)**

Entre os compostos testados, o complexo [NiLOAc] demonstrou uma eficácia antiproliferativa mais pronunciada contra as células cancerosas humanas do colo do útero e do cólon, com concentrações inibitórias medianas (IC_{50}) de 28,33 e 34,4 µM, respetivamente. Foi observado um índice de seletividade mais elevado em relação às células cancerígenas testadas, apresentando simultaneamente um perfil de segurança em relação às células normais.

Considera-se que são necessários mais estudos sobre os complexos derivados da base de Schiff de carbotiamida, uma vez que os compostos podem ser agentes quimioterapêuticos promissores contra a malignidade humana.

Uma nova base de Schiff, 1-((2,4-dimetilfenilamino)metil)naftaleno-2-ol abreviada como (HL) (72) e os seus quatro complexos metálicos foram sintetizados por Rauf *et al* [74] e subsequentemente caracterizados e testados quanto à sua atividade biológica contra células cancerígenas.

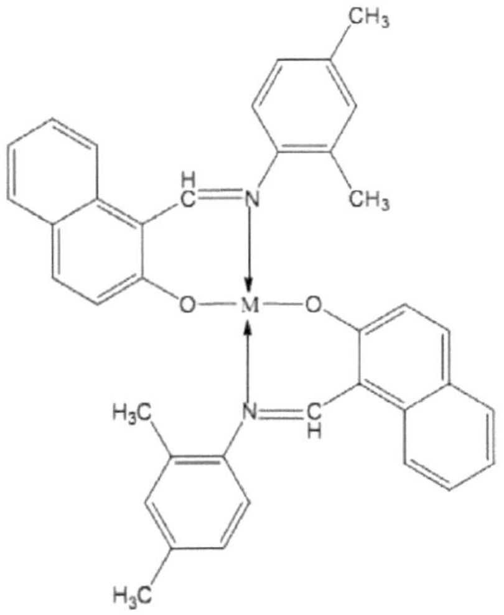

M= V=O, $(C_4H_9)_2Sn$, Zn, Co

(72)

Todos os compostos apresentam uma excelente atividade e toxicidade para as células cancerígenas.

Conclusão

As bases de Schiff, que fazem parte de várias estruturas moleculares, têm demonstrado uma grande variedade de benefícios clínicos. Considerando a sua flexibilidade química e clínica, podem ser produzidos numerosos compostos novos, uma vez que esta revisão nos deu uma visão profunda da caraterística saliente da química das bases de Schiff. Esta extensa revisão irá certamente ajudar o químico medicinal a desenvolver novos esqueletos de ligação com melhor eficácia no tratamento de muitas doenças não tratadas.

Agradecimentos

Gostaríamos de expressar os nossos sinceros agradecimentos ao Departamento de Ciências e Tecnologias Farmacêuticas, ao Birla Institute of Technology, Mesra e ao Vellore Institute of Technology pelo seu apoio no acesso às literaturas.

Conflitos de interesses

NIL

Referências

1. Lozier R, Bogomolni RA, Stoekenius W, Bacteriorhodopsin: a light driven proton pump in *Halobacterium halobium.* J Biophys 1975;15:955-62.

2. Costamagna J, Vargas J, Latorre R, Alvarado A, Mena G, Compostos de coordenação de cobre, níquel e ferro com bases de Schiff derivadas de hidroxinaftaldeídos e salicilaldeídos. Coord Chem Rev 1992;119:67-88.

3. Walsh CT, Orme-Johnson WH, Enzimas de níquel. Biochem 1987;26:4901-6.

4. Solomon EI, Lowery MD, Contribuições da estrutura eletrónica para a função na química bioinorgânica. Sci 1993;259:1575-81.

5. Gerdemann C, Eicken C, Krebs B, A estrutura cristalina da catecol oxidase: nova visão sobre a função das proteínas de cobre do tipo 3. Chem Res 2002;35:183-91.

6. Tarafder MT, Kasbollah A, Saravan N, Crouse KA, Ali AM, Tin OKJ. S-metilditiocarbazato e suas bases de Schiff: avaliação de ligações e propriedades biológicas. Biochem Mol Biol Biophys 2002;6:85-91.

7. Kucukguzel I, Kucukguzel SG, Rollas S, Sanis GO, Ozdemir O, Bayrak I, et al, Síntese de alguns derivados 3-(arilalquiltio)-4-alquil/aril-5-(4-aminofenil)-4H- 1,2,4-triazol e sua atividade anticonvulsivante. II Farmaco 2004;59:893-901.

8. Vicini P, Geronikaki A, Incerti M, Busonera B, Poni G, Kabras CA, *et al,* Síntese e avaliação biológica de bases de Schiff de benzo[d]isotiazol, benzotiazol e tiazol. Bioorg Med Chem 2003;11:4785-89.

9. Arion VB, Reisner E, Fremuth M, Jokupec MA, Keppler BK, Kukushkin VY, *et al,* Síntese, estruturas de difração de raios X, propriedades espectroscópicas e atividade antitumoral *in vitro* de complexos isoméricos (1H-1,2,4-triazole)Ru(III). Inorg Chem 2003;42:6024-31.

10. Kabeer AS, Baseer MA, Mote NA, Estudos físico-químicos sobre derivados de bases de Schiff. Asian J Chem 2001;13:496-501.

11. El-Masry AH, Fahmy HH, Abdelwahed SHA, Síntese e atividade antimicrobiana

de alguns novos derivados de benzimidazol. Molecules 2000;5:1429-38.

12. More PG, Bhalvankar RB, Patter SC, Síntese e actividades biológicas de bases de Schiff de aminotiazóis. J Ind Chem Soc 2001;78:474-75.

13. Pandeya SN, Sriram D, Nath G, Clereq ED, Síntese e atividade antimicrobiana das bases de Schiff e Mannich da isatina e seus derivados com pirimidina. II Farmaco 1999;54:624-28.

14. Desai SB, Desai PB, Desai KR, Síntese de algumas bases de Schiff, tiazolidinonas e azetidinonas derivadas de 2,6-diaminobenzo[1,2-d:4,5-d'] bisthiazole e suas actividades anticancerígenas. Heterocycl Commun 2001;7:83-90.

15. Pathak P, Jolly VS, Sharma KP, Síntese e actividades biológicas de algumas novas bases de Schiff arilazo substituídas. Oriental J Chem 2000;16:161-62.

1 6.Samadhiya S, Halve A, Synthetic utility of Schiff bases as potential herbicidal agents. Oriental J Chem 2001;17:119-22.

1 7.Sridhar SK, Saravanan M, Ramesh A, Síntese e rastreio antibacteriano de hidrazonas, bases de Schiff e Mannich de derivados de isatina. Eur J Med Chem 2001;36:615-25.

18. Al-Abed Y, Dubrovsky L, Seepersaud M, Ruzsicska B, Bukrinsky M, Inibição da importação nuclear do VIH-1 através da formação de bases de Schiff com compostos de arileno bis(metilcetona). Bioorg Med Chem Lett 2002;12:3117-19.

19. Panneerselvam P, Nair RR, Vijayalakshmi G, Subramanian EH, Sridhar SK, Síntese de bases de Schiff de 4-(4-aminofenil)-morfolina como potenciais agentes antimicrobianos. Eur J Med Chem 2005;40:225-29.

20. Patole J, Shingnapurkar D, Padhye S, Ratledge C, conjugados de base de Schiff do ácido p-aminosalicílico como agentes antimicobacterianos. Bioorg Med Chem Lett 2006;16:1514-17.

2 1.Shi L, Ge HM, Tan SH, Li HQ, Song TC, Zhu HL, Síntese e actividades antimicrobianas de bases de Schiff derivadas do 5-clorosalicilaldeído. Eur J Med Chem 2007;42:558-64.

22. Bayrak H, Demirbas A, Demirbas N, Síntese de alguns novos 1,2,4-triazóis, suas bases de Mannich e Schiff e avaliação das suas actividades antimicrobianas. Eur J Med Chem 2009;44:1057-66.

23. Hearn MJ, Cynamon MH, Chen MF, Coppins R, Davis J, Kang HJO, et al, Preparação e actividades antituberculosas *in vitro* e *in vivo* de novas bases de Schiff da isoniazida. Eur J Med Chem 2009;44:4169-78.

24. Cheng K, Zheng QZ, Qian Y, Shi L, Zhao J, Zhu HL, Síntese, actividades antibacterianas e estudos de acoplamento molecular de bases peptídicas e de Schiff como antibióticos específicos. Bioorg Med Chem 2009;17:7861-71.

25. Abdel-Aal WS, Hassan HY, Aboul-Fadl T, Youssef AF, Construção de modelos farmacofóricos para a atividade antituberculosa das bases de Schiff individuais de uma pequena biblioteca combinatória. Eur J Med Chem 2010;45:1098-1106.

26. Bharti SK, Nath G, Tilak R, Singh SK, Síntese, actividades antibacterianas e antifúngicas de algumas novas bases de Schiff contendo um anel tiazol 2,4-dissubstituído. Eur J Med Chem 2010; 45:651-60.

27. Aboul-Fadl T, Bin-Jubair FAS, Aboul-Wafa O, Bases de Schiff de derivados de indolina-2,3- diona (Isatina) e carbohidrazida de ácido nalidíxico, síntese, atividade antituberculosa e construção de modelos farmacofóricos. Eur J Med Chem 2010;45:4578-86.

28. Ceruso M, Carta F, Osman SM, Alothman Z, Monti SM, Supuran CT, Estudos de inibição de anidrases carbónicas bacterianas, fúngicas e protozoárias de classe b com bases de Schiff que incorporam porções de sulfonamida. Bioorg Med Chem 2015;23:4181-87.

29. Sridhar SK, Pandeya SN, Anticonvulsant activity of hydrazones, Schiff and Mannich bases of isatin derivatives. Eur J Pharm Sci 2002;16:129-32.

30. Bogaei DM, Mohebi S. Complexos de base de Schiff de vanadilo tetradentados não simétricos derivados de 1,2-fenileno diamina e 1,3-naftaleno diamina como catalisadores para a oxidação de ciclo-hexeno. Tetrahedron 2002;58:5337-66.

31. Vicini P, Geronikaki A, Incerti M, Síntese e Avaliação Biológica de Bases de Schiff de Benzo[d] isotiazol, benzotiazol e tiazol. Bioorg Med Chem 2003; 11:4785-89.

32. Geronikaki A, Litina DH, Amourgiano M, Novel thiazolyl, thiazolinyl and benzothiazolyl Schiff bases as possible lipoxygenase's inhibitors and antiinflammatory agents. Bioorg Med Chem 2003;58:489-95.

33. Guo Z, Xing R, Liu S, A síntese e a atividade antioxidante das bases de Schiff do quitosano e do carboximetilquitosano. Bioorg Med Chem Lett 2005;15:4600-03.

34. Zhong X, Sun J, Yi J, Síntese e estrutura cristalina de alguns complexos de metais de transição com um novo ligando de base bis-Schiff e as suas actividades antitumorais. Eur J Med Chem 2006;41: 1090-92.

35. Sondhi SM, Singh N, Kumar A, Síntese, avaliação da atividade anti-inflamatória, analgésica e de inibição da quinase (CDK-1, CDK-5 e GSK-3) de derivados de benzimidazol/benzoxazol e algumas bases de Schiff. Bioorg Med Chem 2006;14:3758-65.

36. Guiotto A, Ruzza P, Babizhayev MA, propriedades de transglicação de bases de Schiff aldosederadas e de eliminação do malondialdeído de análogos sintéticos da histidil-hidrazida carnosina. Bioorg Med Chem 2007;15:6158-63.

37.Sashidharan VK, Rosaiah JN, Bhatia G, Novas bases de Schiffs de ceto-enamina a partir de 7-hidroxi-4-metil-2-oxo-2Hbenzo[h] cromeno-8,10-dicarbaldeído como potenciais agentes antidislipidémicos e antioxidantes. Eur J Med Chem 2008;43:2592-96.

38. Khan KM, Khan M, Ali M, Taha M, Síntese de bases bis-Schiff de isatinas e sua atividade antiglicação. Bioorg Med Chem 2009;17:7765-801.

39. You ZL, Shi DH, Zhang Q, Complexos de metais de transição de base de Schiff como novos inibidores da xantina oxidase. Eur J Med Chem 2008;43:862-71.

40. Hearn MJ, Cynamon MH, Preparação e actividades antituberculosas *in vitro* e *in vivo* de novas bases de Schiff da isoniazida. Eur J Med Chem 2009;44:4169-78.

41. Cheng K, Zheng QZ, Qian Y, Shi L, Síntese, actividades antibacterianas e estudos de acoplamento molecular de bases peptídicas e de Schiff como antibióticos específicos. Bioorg Med Chem 2009;17:7861-71.

42. Khan KM, Ambreen N, Hussain S, Bases de Schiff da 3-formilcromona como inibidores da timidina fosforilase. Bioorg Med Chem 2009;17:2983-88.

43. Abdel-Aal WS, Hassan Y, Construção de modelos farmacofóricos para a atividade antituberculosa das bases de Schiff individuais de uma pequena biblioteca combinatória. Eur J Med Chem 2010;45:1098-1106.

44. Aboul-Fadl T, Bin-Jubial FAS, bases de Schiff de derivados de indolina-2,3-diona (isatina) e carbohidrazida de ácido nalidíxico, síntese, atividade antituberculosa e construção de modelos farmacofóricos. Eur J Med Chem 2010;45:4578-86.

45. Qi MH, Wang FJ, Shi M, Síntese de novos ligandos quirais de base oxazolina-Schiff para a cloração catalítica assimétrica de ésteres ß-ceto. Tetrahedron:Assym 2010;21:247-53.

46. Lyaguchi D, Kawano S, Base estrutural para a conceção de novos inibidores de tripsina com quelatos metálicos de base de Schiff. Bioorg Med Chem 2010;18:2076-80.

47. Zhang Y, Zou B, Síntese e actividades antioxidantes de novos derivados de 4-Schiff base-7-benziloxi-cumarina. Bioorg Med Chem Lett 2011;21:6811-15.

48. Li YF, Liu ZQ, Ferrocenyl Schiff base as novel antioxidant to protect DNA against the oxidation damage. Eur J Pharm Sci 2011;44:158-63.

49. Aslam MAS, Mahmood S, Shahid M, Síntese, ensaio biológico *in vitro* e estudos de acoplamento molecular de novos derivados da base de Schiff como potenciais inibidores da urease. Eur J Med Chem 2011;46:5473-79.

50. Alam MS, Choi JH, Lee DU, Síntese de novos análogos da base de Schiff de 4-amino-1,5-dimetil-2-fenilpirazol-3-ona e sua avaliação da atividade antioxidante e anti-inflamatória. Bioorg Med Chem Lett 2012;20:4103-08.

51. Kaur J, Bhardwas A, Huang Z, Bases de Schiff de indol substituídas por N-1 e C-

3 como inibidores selectivos da COX-2: Síntese e avaliação biológica. Bioorg Med Chem Lett 2012;22:2154-59.

52. Beena KD, Rawat DS, Síntese e atividade antioxidante de bases de Schiff à base de timol e carvacrol. Bioorg Med Chem Lett 2013;23:641-45.

53. Li Y, Zhao CP, Ma HP, Conceção, síntese e avaliação das actividades antimicrobianas da basc dc Schiff derivada de derivados de secnidazol como potenciais inibidores de FabH. Bioorg Med Chem 2013;21:3120-26.

54. Makawana JA, Sangani CB, derivados da base de Schiff com núcleos de nitroimidazol e quinolina: nova classe de agentes anticancerígenos e potenciais inibidores da tirosina quinase EGFR. Bioorg Med Chem Lett 2014;24:1734-36.

55. Zhang K, Wang P, Xuan LN, Síntese e actividades antitumorais de novas moléculas híbridas contendo 1,3,4-oxadiazol e 1,3,4-tiadiazol com uma porção de base de Schiff. Bioorg Med Chem Lett 2014;24:5154-56.

56. Domotor O, Tuccinardi T, Karcz D, Walsh M, Interação de derivados de cumarina de base Schiff reduzidos anticancerígenos com albumina de soro humano investigada por extinção de fluorescência e modelagem molecular. Bioorg Chem 2014;52:16-23.

57. Hong M, Geng H, Niu M, Wang F, Complexos de organoestanho(IV) derivados da base de Schiff N-[(1E)-(2-hidroxi-3-metoxifenil)metilideno]piridina-4-carbohidrazona:Síntese, citotoxicidades *in vitro* e interação ADN/BSA. Eur J Med Chem 2014;86:550-61.

58. Gupta SD, Snigdha D, Mazaira GI, Estudo de docagem molecular, síntese e avaliação biológica de bases de Schiff como inibidores de Hsp90. Biomed. Pharmacother 2014;68:369-76.

59. Khan KM, Siddiqui S, Saleem M, Síntese de bases de Schiff de triazol: Novos inibidores da nucleótido pirofosfatase / fosfodiesterase-1. Bioorg Med Chem 2014;22:6509-14.

60. Unver Y, Sancak K, Celik F, Novas tiofeno-1,2,4-triazole-5(3)-onas: tiossemicarbazidas altamente bioactivas, estruturas de bases de Schiff e triazoletióis.

Eur J Med Chem 2014;84:639-54.

61. Alafeefy AM, Bakht MA, Ganaie MA, Síntese, actividades analgésicas, anti-inflamatórias e anti-ulcerogénicas de certas novas bases de Schiff como isosteres de fenamato. Bioorg Med Chem Lett 2015;25:179-83.

62. Rakesh KP, Manukumar HM, Gowda DC, Bases de Schiff de derivados de quinazolinona: Síntese e estudos SAR de uma nova série de potenciais antiinflamatórios e antioxidantes. Bioorg Med Chem Lett 2015;25:1072-77.

63. Durgun M, Turkmen H, Ceruso M, Síntese de derivados de base de Schiff de 4-(2- aminoetil)-benzenossulfonamida com atividade inibitória contra as isoformas I, II, IX e XII da anidrase carbónica. Bioorg Med Chem Lett 2015;25:2377-81.

64. Rahim F, Malik F, Ullah H, Bases de Schiff à base de isatina como inibidores da a-glucosidase: Síntese, caraterização, avaliação in *vitro* e estudos de acoplamento molecular. Bioorg. Chem.2015;60:42-48.

65. Zheng J, Ma L, complexos de prata (I) de bases de Schiff de aminoácidos 2,4-dihidroxibenzaldeído - inibidores não competitivos da a-glucosidase. Bioorg Med Chem Lett 2015;25:2156-61.

66. Wang H, Yuan H, Li S, Li Z, Jiang M, Síntese, atividade antimicrobiana de compostos de base Schiff de cinamaldeído e aminoácidos. Bioorg Med Chem Lett 2016;26:809-13.

67. Ahmed M, Qadir MA, Shafiq MI, Muddassar M, Samra ZQ, Hameed A, Síntese, caraterização, atividades biológicas e modelagem molecular de bases de Schiff de benzeno sulfonamidas com andaime de curcumina. Arab J Chem 2016;xxx:xxx -xxx. (Artigo no prelo)

68. Rakesh KP, Shantharam CS, Manukumar HM, Síntese e estudos SAR de potentes inibidores de H /K^{++} -ATPase de análogos da base de quinazolinona-Schiff. Bioorg Chem 2016;68:1-8.

69. Rahim F, Ullah H, Taha M, Wadood A, Javed MT, Rehman W, Nawaz M, Ashraf M, Ali M, *et al*, Síntese e potencial inibitório in *vitro* da acetilcolinesterase e

butirilcolinesterase de bases de Schiff à base de hidrazida. Bioorg Chem 2016;68:30-40.

70. Venkatesh P, Tiwari VS, Conceção e síntese de quinazolinona, derivados de benzotiazol com porção de ácido guanidinopropanóico e suas bases Schiff como agentes citotóxicos e antimicrobianos. Arab J Chem 2016;9:S914-S25.

71. Mishra N, Poonia K, Soni SK, Kumar D, Síntese, caraterização e atividade antimicrobiana de complexos de Ce(III) de base Schiff. Polyhedron 2016;120:60- 68.

72. Kirubavathy SJ, Velmurugan R, Karvembu R, Bhuvanesh NSP, *et al*, Estudos estruturais e de docagem molecular de bases de Schiff de mercaptopirimidina biologicamente activas. J Mol Struc 2017;1127:345-54.

73. Arafath MA, Adam F, Razali MR, Hassan LEA, Ahamed MBK, Majid AMSA, Síntese, caraterização e estudos anticancerígenos de complexos de Ni (II), Pd (II) e Pt (II) com base de Schiff derivada de N -metil hidrazinecarbotiamida e 2-hidroxi-5-metoxi-3-nitrobenzaldeído. J Mol Struc 2017;1130:791-98.

74. Rauf A, Shah A, Khan AA, Shah AH, Abbasi R, Qureshi IZ, Ali S, Síntese, investigação fotométrica e eletroquímica dependente do pH, mecanismo redox e aplicações biológicas da nova base de Schiff e dos seus derivados metálicos. Spectrochim Ata A Mol Biomol Spectrosc 2017;176:155-67.

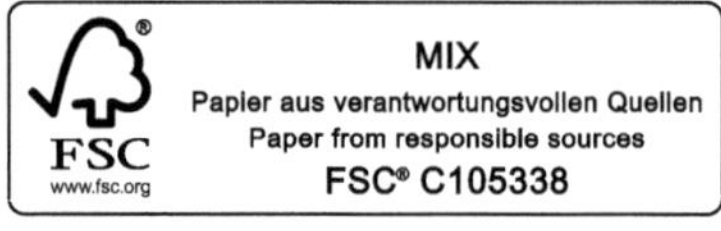

Printed by Books on Demand GmbH, Norderstedt / Germany